AF341125

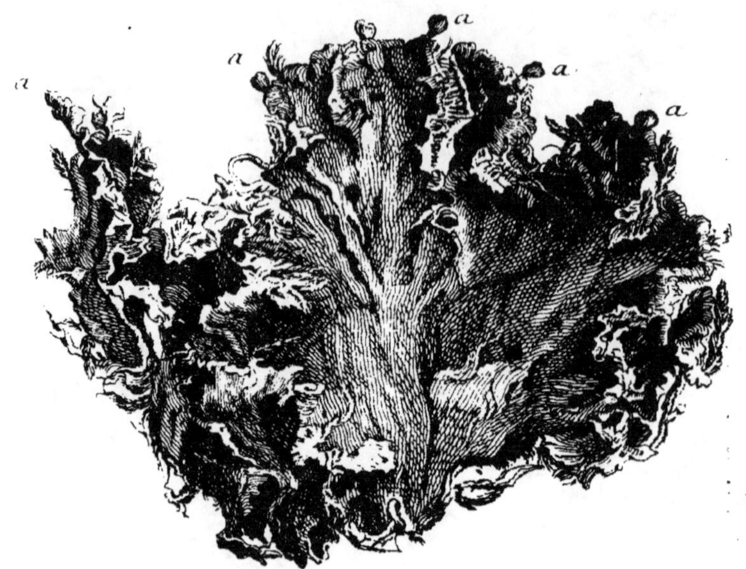
Fig. 1.
a
a
a
a
a
a

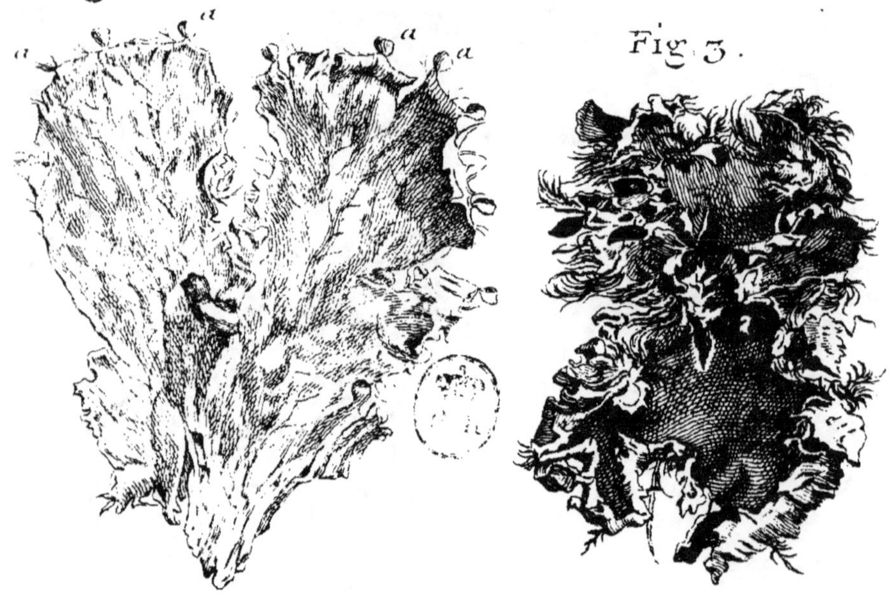
Fig. 2.
a
a
a
a
Fig 3.

HISTOIRE
D'UN REMEDE
TRES-EFFICACE

POUR LA FOIBLESSE ET POUR LA ROUGEUR
DES YEUX,

ET AUTRES MALADIES DU MESME ORGANE.

Avec un Remede infallible contre la morfure du chien enragé.

Par le Chevalier **HANS SLOANE**, Baronnet, Médecin du Roy d'Angleterre, & ancien Préfident de la Societé Royale & du Collége des Médecins de Londres.

Traduits de l'Anglois & enrichie de notes par M. CANTWEL, Docteur Régent de la Faculté de Médecine de Paris, & Membre de la Societé Royale de Londres.

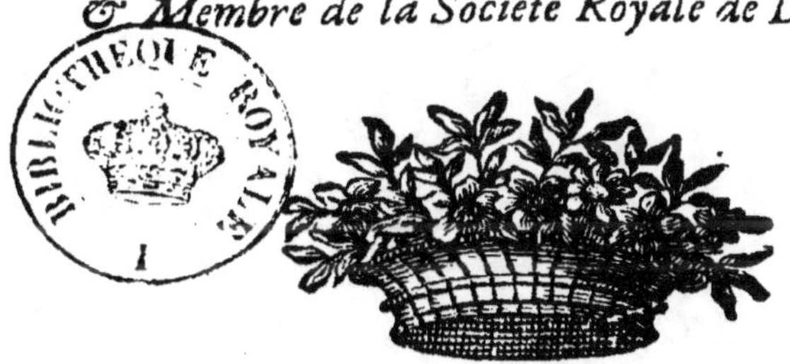

A PARIS;

Chez **PRAULT** fils, Quay de Conty, vis-à-vis la defcente du Pont-Neuf, à la Charité.

M. DCC. XLVI.

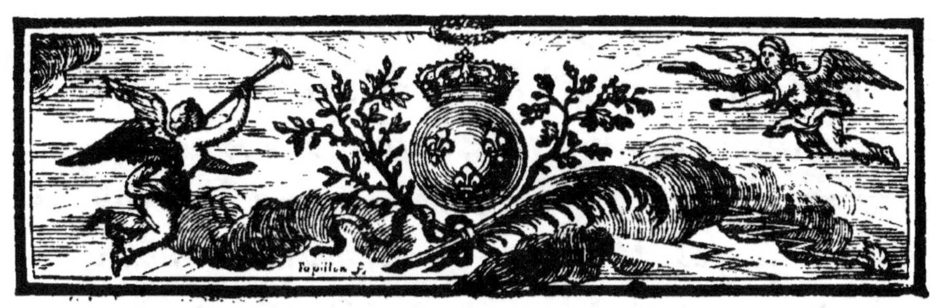

AU ROY,

IRE,

LE *petit Ouvrage que j'ay l'honneur de préfenter à* VOTRE MAJESTÉ', *eft celui du célébre Chevalier* Sloane. *Il y avoit environ trente-cinq ans qu'il étoit feul poffeffeur du Remede dont il enfeigne la compofition, lorfqu'il en a donné la recette au Roy d'Angleterre. Son penchant à être utile au genre humain, a été le feul motif qui l'a porté à en acquérir la connoiffance, & à le perfectionner.* VOTRE MAJESTÉ'

en me permettant de lui dédier la traduction de cet Ecrit, qui renferme une découverte si rare, & j'ose dire, si nécessaire au bien de ses Peuples, me procure le même honneur qu'a eu le Chevalier Sloane. Que je suis heureux, S I R E, que cette faveur de V O T R E M A J E S T E', me fournisse l'occasion de l'assurer du zéle & du très-profond respect avec lesquels je suis,

S I R E,

De Votre Majesté, le très-humble
& très-obéïssant Serviteur,
& fidel Sujet,

C A N T W E L.

JE souffigné Docteur-Régent de la Faculté de Médecine en l'Univerfité de Paris, nommé par ladite Faculté pour examiner un Manuscrit intitulé : *Hiftoire d'un Remede efficace pour la foibleffe & la rougeur des yeux, & pour plufieurs autres Maladies du même organe, &c.* traduit de l'Anglois, par M. CANTWEL, Docteur, Regent de ladite Faculté, & Membre de la Societé Royale de Londres ; ai lû avec attention ledit Manuscrit, que je crois devoir être très-utile au Public ; j'ai remarqué dans les Notes que M. CANTWEL y a ajoûtées, une faignée, dont il a introduit l'ufage à Paris, & qui peut être très-avantageufe pour toutes les maladies de la tête ; j'y ai obfervé de plus la découverte d'un remede efficace contre la morfure du chien enragé, & l'Hiftoire naturelle des autres remedes qu'on a employé avec quelque fuccès, jufqu'à préfent contre cette maladie. Je ne doute pas que le Public ne reçoive avec plaifir un Ouvrage fi intéreffant.

COLDEVILARS,
ancien Doyen & Cenfeur
de la Faculté de Médecine.

JE fouffigné Docteur-Régent de la Faculté de Médecine en l'Univerfité de Paris, Confeiller du Roy, Médecin ordinaire de Sa Majefté en fon Grand Confeil, en la Prevôté de fon Hôtel, & grande Prevôté de France, prépofé par ladite Faculté, à l'examen d'un Manuscrit intitulé : *Hiftoire d'un Remede très-efficace pour la foibleffe & la rougeur des yeux, & pour plufieurs Maladies du même or-*

gane, &c. traduit de l'anglois par Mᶜ CANTWEL, Docteur-Régent de la même Faculté, & Membre de la Societé Royale de Londres; ai lû avec autant de plaifir que d'attention, ledit Ouvrage; je l'ai trouvé auffi utile par la découverte de remedes choifis, qu'inftructif par les notes judicieufes qu'y donne le Traducteur. Si la réputation bien méritée des célébres Médecins qui ont l'honneur d'annoncer les premiers, des moyens fûrs contre la morfure des chiens enragés, & contre les maladies des yeux, fait l'éloge du livre: Les fçavantes réflexions, & les recherches curieufes ajoûtées par M. CANTWEL, achevent d'éclairer & d'affujettir la confiance du Public, qui lui a déja l'obligation d'une nouvelle méthode de faigner, dont j'ai pû & dû connoître tous les avantages, l'ayant ordonné & vû pratiquer plufieurs fois par mon Collégue, toûjours avec un égal fuccès; ainfi je fuis perfuadé que cet Ouvrage fera reçû avec toute la reconnoiffance qu'il mérite. A Paris ce 31 Aouft 1745. **LE THIÉULLIER.**

JE fouffigné Docteur-Régent & Profeffeur de la Faculté de Médecine de Paris, de l'Académie Royale des Sciences, prépofé par la Faculté pour examiner un manufcrit qui a pour titre: *Hiftoire d'un Remede efficace pour la foibleffe & la rougeur des yeux,* &c. traduit de l'Anglois par M. CANTWEL, Docteur-Régent de ladite Faculté, & de la Societé Royale de Londres, ai lû avec attention ledit Manufcrit, que je crois devoir être très-utile au Public. Le mérite de l'Auteur & du Traducteur font également connus au Public. Ce dernier ne s'eft pas tenu dans les fimples bornes de la Traduction. Il y a

joint des Nottes qui méritent l'attention du lecteur.
Il y propose une faignée que je n'ai vû pratiquer à
perſonne qu'à lui à Paris. Elle eſt d'autant mieux in-
diquée pour les maladies des yeux & de la tête, qu'elle
dégorge les vaiſſeaux même de la partie malade,
avantage que nulle autre ne ſçauroit avoir au même
dégré. Ainſi je ne doute nullement que le Public
ne retire beaucoup d'utilité de cet Ouvrage. Fait
à Paris ce 13 Septembre 1745. BERTIN.

J'A Y lû par ordre de Monſeigneur le Chancelier,
un Manuſcrit qui a pour titre : *Hiſtoire d'un Remede très-efficace pour la foibleſſe & la rougeur des
yeux : &c.* traduit de l'Anglois par M. CANTWEL,
à laquelle il a joint des Remarques : J'ai trouvé le
tout digne de l'impreſſion. A Paris ce 24 Septembre 1745. POUSSE, fils.

EXPLICATION
D'ES FIGURES.

FIGURE 1. le deſſus d'une feuille de l'Hepatique
ouverte & déployée.

A. A. Les *Peltæ* ou les capſules qui renferment
la ſemence de la plante, aux extremités des feuilles.

FIG. 2. le deſſous de la même feuille déployée
avec ſes Capſules.

FIG. 3. repreſente une feuille de la même plante,
comme on la trouve couchée ſur la terre.

EPITRE DEDICATOIRE

DE L'AUTEUR

AU ROY D'ANGLETERRE,

**IRE,**

JE viens de rendre public mon Remede pour la foiblesse & les maux des yeux ; j'en ai reconnu la grande efficacité, & le dédie très-humblement à VOTRE MAJESTE', dont je suis,

Le très-obéïssant & très-soumis Sujet
& Serviteur, HANS SLOANE.

HISTOIRE
D'UN REMEDE
TRES-EFFICACE
POUR LES MAUX DES YEUX.

UNE envie extrême de me rendre utile dans la pratique de la Médecine, Profession que j'ai embrassée par goût, m'a toujours rendu attentif aux faits & aux vrais cures que j'ai eu occasion d'observer. De ce genre sont celles que j'ai vu faire par le Docteur *Luc Rugeley* sur des personnes affligées de maux d'yeux.

Je tentai plusieurs fois inutilement de découvrir son remede. Dans ce dessein j'eus recours à un habile Apoticaire, qui étoit fort son ami & le mien. Après la mort du Docteur, je parcourus tout ce qu'il avoit fait imprimer; j'examinai soigneusement ses manuscrits, & surtout un traité de *Matiere Médicale* qu'il a laiſſé. Après bien de tentatives, l'homme que le Docteur employoit pour compoſer ſon remede, m'en apporta lui-même l'ordonnance écrite de la propre main de l'Auteur, & me la vendit, en me faiſant promettre de ne la communiquer à perſonne, ce qui pourroit lui porter préjudice.

J'ai éprouvé ce remede, je l'ai corrigé & perfectionné. Le voici tel que je le donne depuis pluſieurs années.

Compoſition du Remede.

Prenez de *Tuttie préparée*, une once ; de *Pierre hœmatite préparée*, deux ſcrupules ; du *meilleur Aloës préparé*, douze grains ; de *Perles préparées*, quatre grains ; mêlez-les avec une ſuffiſante quantité de *Graiſſe* de *Vipere* dans un mortier de Marbre ou de Porphyre, dont le pilon ſoit de la même matiére, & faites en un liniment dont le malade ſe ſervira le matin ou le ſoir, ou même deux fois par jour à ſa commodité.

L'expérience me fit bientôt voir que ce remede étoit bon, & que ſi on le ſçavoit bien employer, de cinq cens malades, pas un ne manqueroit d'être guéri, à moins que le mal ne fût cauſé par un *Virus Vérolique*.

Il y avoit pluſieurs années que j'étois en poſſeſſion de ce *ſecret*, lorſqu'en feuilletant quelques manufcrits du Chevalier *Théodore Mayern*, je trouvai que cet onguent ne lui avoit pas été inconnu, & qu'il l'avoit inferé dans fa *Pharmocopée*, comme s'il en avoit fait la découverte. J'ai appris depuis qu'il lui avoit été communiqué par le Chevalier *Matthieu Lifter*, du Collcge des Médecins; que celui-ci avoit guéri Mylady *Saville* avec ce remede, & que cette cure avoit paru très-extraordinaire au Chevalier *Theodore Mayern*. Il y a apparence que celui-ci en a dans la fuite fait part au Docteur *Thomas Rugeley*, pere du Docteur Luc Rugeley; car ils étoient & contemporains & amis.

La méthode qui m'a le mieux réuffi pour faciliter le fuccès de ce remede, eft de faire une (*a*) *Saignée*, d'appliquer un *Véficatoire* à

(*a*) Les faignées du pied & du bras font peu d'effet dans ces maladies, furtout lorfquelles font inveterées, ou que l'inflammation eft fort confiderable. J'en ai vû faire jufques à vingt-cinq fans fuccès, & réduire les malades à la derniere foibleffe, fans diminuer leurs fouffrances. L'extrême petiteffe des vaiffeaux obftrués, leur grand éloignement de celui où l'on fait la faignée, & la compreffion des veines naiffantes de la partie affectée, par les arteres capillaires fanguines & lymphatiques, engorgées & dilatées au-delà de leur ton, en font les caufes phyfiques. Les deux premieres caufes jettent, pour ainfi dire,

la Nuque, ou derriere les Oreilles, & en-

ces vaiſſeaux hors du chemin de la circulation, & la derniere empêche les veines d'être débarraſſées par toute autre ſaignée que par celle qui change la direction du mouvement du ſang dans les arterioles ſanguines, & fait rétrograder les globules rouges qui ont été entraînés dans les arteres lymphatiques, *indication* que je n'ai encore vuë nulle part ; & que la *ſaignée* dont j'ai introduit depuis peu l'uſage à *Paris*, remplit ſans diminuer les forces du malade, auſſi réüſſit-elle dans toutes les *Douleurs, Rougeurs, Inflammations & Ulceres* aux Yeux ; dans les *Douleurs* de tête (excepté celles qui ſont cauſées par des vapeurs ou par le défaut des Régles) dans la *Migraine* ; dans les *Etourdiſſemens*, les *Fluxions* au viſage, *Ereſypelles* à la tête, & dans les *Parotides*, ſoit critiques, ſoit ſymptomatiques, qu'elle rend ſuſceptibles de Réſolution. Je l'ai vuë réüſſir dans quelques cas de *Surdité*, & j'eſpere la perfectionner au point qu'elle pourra devenir d'un grand ſecours dans l'*Apoplexie*, & dans toutes les maladies *ſoporeuſes* ; dans les *Squinancies ſanguines* ; dans les *Tintemens* & *Bourdonnemens* d'oreilles ; dans la *Manie*, & dans le *Délire fébrile*, où la ſaignée du pied eſt à craindre, & notamment dans le délire qui accompagne la ſuppuration de la *petite Vérole*. Les anciens faiſoient ouvrir la veine *Frontale*, l'*Angulaire de l'œil*, la *Naſale*, la *Sublinguale*, ou l'*Auriculaire* ; & quelques-fois l'artere qui répond à cette derniere veine. Quelques-fois auſſi ils faiſoient brûler l'une & l'autre, auſſi bien que la veine *Frontale*, d'où vient ſans doute la méthode de certains Oculiſtes, qui appliquent derriere les

fuite de faire une *Revulfion* plus ou moins

oreilles de grands emplâtres couverts de *Pierre Infernale*. Tantôt ils fe fervoient de *Sangfuës*; tantôt ils appliquoient les *Ventoufes* à la tête, à la nuque, ou aux épaules. *Vid. tabul. Thom. Corachin. de morb. Capit. Leonard. Botal. De curation. per miffionem fang. Cap. 40. & Petrum Borell. obferv. Centur. 1. obferv. 38. 39. 61.*

La découverte de la circulation du fang fit tomber toutes ces faignées particulieres ; peu s'en fallut qu'on ne regardât les fangfuës & les ventoufes comme inutiles ; mais l'experience ayant fait voir qu'il y a des engorgemens aufquels l'effet de la faignée du pied, du bras, & de la gorge ne s'étend pas, on a été obligé d'en continuer l'ufage.

Les *Anglois*, dans les fauffes *Pleurefies*, & autres douleurs *Mufculeufes*, font appliquer les *Ventoufes humides* aux parties fouffrantes. Dans les *Inflammations* des yeux & du vifage, & dans les *Douleurs* de tête, ils les font appliquer aux épaules. *Heifter* les recommande dans les *Douleurs* & *Pefanteurs* de tête, dans les *Inflammations* des amygdalles, de la luette & des yeux, dans la *Goutte ferene*, & dans la *Cataraête. Adverfus has etenim noxas, dici vix poteft quam vehemens fcarificatio, fæpe remedium fit, præfertim fi ubi res exigit, prudenter aliquoties fuerit repetita.* Il donne la figure du fcarificateur ordinaire dont on fe fert en *Angleterre* & en *Italie*, & veut qu'on rarifie l'air avec des étoupes ou avec une petite bougie. La méthode commune d'*Angleterre*, trop connuë pour avoir befoin d'être d'écrite, vaut beaucoup mieux. *Morgagni* recommande l'ouverture des vaif-

grande , à proportion du degré de l'inflam-

seaux occipitaux dans l'*Apoplexie* & dans toutes les maladies *Soporeuses*. *Zacutus Lusitanus* en avoit fait l'experience avant lui , & un sçavant Médecin de *Bath* en *Angleterre* , la louë dans le délire qui accompagne la petite *Vérole*. J'ai devers moi des exemples surprenans de *Coups* à la tête , de maladies *Soporeuses* , & d'accidens survenus aux *frictions mercuriéles* mal administrées , guéris par la saignée que je propose. Le scarificateur de *Heister* me paroît insuffisant pour l'ouverture des vaisseaux occipitaux ; & le bistouri ou la lancette dont *Lusitanus* , *Morgagni* , & peut-être *Heister* se sont servi pour faire cette opération , seroit un outil dangéreux entre les mains de bien d'autres.

À *Bourbon-les-Bains* , à *Neri* , en *Allemagne* , en *Suisse* , & dans quelques endroits de l'*Afrique* , on applique les cornets décrites par *Celse* , *lib.* 2. *cap.* 11. on les applique aussi à la tête & aux gras des jambes. On imite en cela les scarifications des Egyptiens , rapportées par *Prosper Alpin*.

L'usage des *Sangsuës* est assez familier , même en *France* , pour les enfans & pour les femmes grosses & foibles dans les *Hémorrhoïdes* , dans les *Opthalmies* , & dans les *Eresypelles* au visage , dans la *Douleur* de tête , & dans la *Rougeur* du nez. *Botal. ibid. Heister & Authores ab illo citati. Magnam vim habent veteres , & induratas inflammationes dissipare dolores lenire, scabiosa ulcera résiccare , exedentia, & sordida retinere & detergere, suppressas hœmorrhoides revocare, & turgentes & induratas mollire & dissolvere, partibus scilicet affectis apposita & repetitæ. Verum aptiores effæminatis corporibus ferrum timentibus quam aliis.*

mation ou de l'acrimonie des humeurs par un *Cautere,* ou par un *Emplatre Veſicatoire per-pétuel* placé entre les Epaules (*b*).

Je ne recommande ordinairement que l'eau de fontaine pour laver les yeux. Je la préfere à toute autre lotion, ſoit ſimple ſoit compoſée.

Parmi les Oculiſtes, les uns appliquent les *Sang-ſuës* aux *Temples*, les autres ſous la *Paupiere* inferieure, & les autres aux *Angles* des yeux. Il y en a qui crai-gnant les mauvais effets de la grande dérivation que cauſent quelques-fois ces petits animaux, ſur les par-ties auſquelles on les applique, tantôt enlevent avec les ciſeaux le *Bourlet* qui entoure la *Cornée*, ou la ſurface ſuperieure du *Blanc de l'œil*, engorgé & épaiſſie par une trop grande affluence de ſang & de lymphe, comme dans les fortes *Opthalmies*; tantôt barrent ou détruiſent une partie des veines ſanguines de la *Con-juctive* trop dilatée, comme dans des *Opthalmies* moins conſiderables; tantôt font une ſaignée à l'in-térieure des *Paupieres* par le moyen d'un *Epie* d'orge ou de ſeigle, ou d'un petit inſtrument d'acier fait en forme de *Broſſe*, comme dans les *Rougeurs* des yeux.

Ces Opérations ſont auſſi dangéreuſes que les *Sang-ſuës*, & l'on n'a pas moins vû de fâcheuſes ſuites des unes que des autres.

(*b*) La révulſion qu'on fait par la ſaignée dont je viens de parler, eſt plus forte & plus conſidérable que celle qu'on fait par le *Véſicatoire* ou par le *Cau-tere;* il y a cependant des cas où le *Cautere* ou l'*Em-plâtre Véſicatoire perpetuel*, détournant le cours

Les remedes internes les plus efficaces font la *Conserve des fleurs de Romarin*, les *Poudres Antiepileptiques*, comme celle de *Guttette*, la *Betoine*, la *Sauge*, le *Romarin*, l'*Euphraise*, la *racine de Valeriane sauvage*, & l'*infusion* desdites Plantes ; le *Castor*, l'*Esprit composé de Lavende*, & le *Sel Volatil huileux*.

Si l'inflammation revient, une petite saignée aux *Temples* (c) par le moyen des *Sangsuës*, ou aux *Epaules* par le moyen des *Ventouses* sera fructueuse.

J'applique l'onguent avec un petit peinceau de crin, les yeux clignotans ou fermés à demi.

Une Fiévre intermittante presque imperceptible arrête quelque fois le succès du remede. Chaque accès affecte les yeux, & rend le mal plus opiniâtre. J'ai souvent vu arriver de pa-

des humeurs, & servant d'égoût, acheve la cure.

Je fais faire le *Cautere* au bras : voici la composition de l'*Emplâtre Vésicatoire perpetuel.*

℞ *Emplast. vesicator. commun.* ʒj *Unguent. Basilic.* ʒſ *lento igne liquescant, & add. pulv. lent.* ʒſ.

On le fait d'environ la largeur d'un écu de six francs. On le nétoye tous les jours, & on le renouvelle de tems en tems.

(c) La saignée dont je viens de parler dans la note *A.* est infiniment préferable aux deux moyens que nous propose ici le Chevalier, & n'est accompagnée d'aucun danger ni d'aucune incommodité

reils

reils accidens ; mais ayant dompté la Fievre par le secours du *Quinquina*, la maladie devenoit d'abord traitable.

J'ai frequemment ôté avec ce remede des *Tayes* (d) qui couvroient la vuë, aussi bien que des *Cicatrices* restées après des inflammations, ou des abcès à la *Cornée*. Il s'est presenté chez moi beaucoup de pauvres gens si affligés de ces maux, qu'ils avoient besoin d'un conducteur pour y venir ; mais ils se trouvoient bien-tôt en état de s'en passer, à mon grand contentement.

Le même remede convient fort dans les *Douleurs vives* (e) des yeux, qui causent des *Elancemens* dans la tête, & empêchent de dormir.

J'ai traité une Dame de grande condition qui étoit dans cet état. Elle avoit pris le jour que je lui avois fait ma premiere visite *cent cinquante gouttes de Laudanum liquide* en trois prises, pour appaiser les douleurs violentes qu'elle sentoit. Elle a été parfaitement guérie par mon remede, aussi bien que plusieurs

---

(d) Un Oculiste étranger m'a assuré que le *Tabac de Bresil* soufflé dans l'œil, est un remede infallible dans ce cas-ci. Je ne l'ai pas encore essayé.

(e) Je me suis souvent servi avec succès d'une fomentation faite avec les *Fleurs de Camomille* & le *Lait de Vache*, dans ces douleurs.

B

autres, fans le fecours d'*Opium*.

Monfieur *Aniffon* qui étoit venu ici avec le Duc d'*Aumont* pour faire un traité de commerce avec l'*Angleterre*, ayant été guéri par l'application de mon remede d'une grande *Foibleffe* d'yeux, jointe à une *Rougeur* confiderable & très incommode, me propofa de me le faire acheter tout ce que je fouhaiterois par le Roi fon maître (c'eft ainfi qu'en France font récompenfés ceux qui font quelque découverte utile) mais je lui répondis que j'avois donné ma parole de garder encore le fecret quelque tems.

La pratique ordinaire confeille les *Purgatifs*, furtout les (*f*) *Purgatifs Mercuriels* dans le traitement des maux d'yeux.

J'ay été autrefois de ce fentiment, & je l'ai fait imprimer dans *l'Introduction à mon Hiftoire naturelle de la Jamaïque*. Mais j'en reconnois aujourd'hui l'abus, les ayant fouvent trouvé nuifibles dans les maladies que mon remede guérit.

Il eft remarquable que les *Compreffes*, les

____

(*f*) Le *Calomelanos Turqueti* eft fort vanté dans les maladies des yeux. Les pillules de *Chabert* dont on dit tant de bien, ne font autre chofe que du *Mercure* mêlé avec des purgatifs, ou quelque préparation mercuriele. J'en ai vû & de bons & de mauvais effets.

Bandeaux & les *Voiles* dont se servent ceux, qui ont les yeux foibles, pour les mettre à l'abri des impressions de la lumiere, en retardent ordinairement la guérison, parce qu'ils y entretiennent trop de chaleur. Je les leur fais quitter, aussi-tôt qu'ils peuvent soutenir un peu le jour.

C'est du Docteur Guillaume *Stokeman*, Médecin de Guillaume III. Roi d'*Angleterre*, que j'ai appris les grandes vertus de la *Graisse de Vipere* pour les maux d'yeux. C'était un homme d'esprit, qui avoit été en relation avec *Tachenius* de *Venise*, un des plus célebres Chimistes du dernier siecle, & avec tous les fameux Médecins de *Padoüe*, où il avoit étudié quelques années. *Daniel Ludovicus* parle aussi très-avantageusement de cette graisse. Je l'ai substituée à l'*Axunge* ou à la *Graisse de Cochon*, qui étoit marquée dans l'ordonnance qu'on m'a venduë. Ce changement a produit des effets qui m'ont étonné, & les cures que je fis dans la suite, me parurent tenir du miracle.

Comme je n'étois nullement obligé au secret par rapport à cette partie, j'en fis part au Docteur *Arbuthnot*, qui après avoir très-souvent employé cette graisse pour guérir les maux d'yeux, la regardoit comme aussi efficace que la composition entiere du remede dont il s'agit.

Depuis ce tems la , j'ai lu dans quelqu'une des *Lettres Edifiantes* des Miſſionnaires aux Indes, que les Orientaux ſe ſervent de cette graiſſe pour le même uſage.

Il y a des Auteurs qui aſſurent que les ſerpens muent tous les ans ; & qu'au même tems ils quittent la peau des yeux. Mais que cela ſoit l'effet de quelque qualité qui ſe trouve dans leur graiſſe , c'eſt ce que je ne prétends pas déterminer.

Les *Huiles* étant défenduës dans toutes les maladies des yeux par un des plus célebres Auteurs qui ayent écrit ſur la *Chirurgie*, je ne me ſuis jamais ſervi d'aucune eſpece d'huile ſoit à part , ſoit mêlée avec d'autres drogues , pour éviter toute eſpece de remede douteux, & dont l'uſage pourroit être nuiſible. L'expérience m'a convaincu dans la ſuite que l'*Huile d'Olive* eſt de ce genre-là : car mon liniment que j'avois donné à des perſonnes, qui le laiſſerent trop ſécher , ayant été mêlé avec l'*Huile d'Olive*, cauſa des accidens conſidérables. J'attribuë cet effet à quelques particules acres & piquantes contenuës dans l'*Huile*, qu'on croit mal à propos très-adouciſſante tant intérieurement qu'extérieurement. Monfieur (*g*) *Magnol* & d'autres perfonnes de ma connoiffance à *Montpellier* m'ont affuré que les feuilles d'Olivier, avec lefquelles on nourrit quelques fois les lapins domeftiques faute de verdure, leur font faire des *Urines Sanguinolentes*.

Jufqu'ici j'ai religieufement gardé la parole que j'ai donnée de ne communiquer ce remede à perfonne. Aujourd'hui que je me crois dégagé de cette promeffe par plufieurs raifons, je le publie pour l'avantage du genre humain. J'ai eu quelques autres remedes dont on ne m'avoit fait part qu'à la même condition, & ce font les feuls que j'ai tenus fecrets. Dans les confultations fur les cas les plus difficiles, j'ai toujours parlé ouvertement à mes Confreres, fans imiter certains Médecins de bonnes mœurs & de grand nom, qui fouvent jugent à propos de cacher ce qu'ils ne doivent qu'à l'étude ou à l'expérience, alléguant qu'*Artis eft celare Artem*.

Voici un fait qui prouve évidemment que je n'ai jamais cherché à faire un monopole des grands remedes.

Ayant appris du Chevalier *Robert Southwel*, alors Préfident de la Societé Royale,

---

(*g*) Profeffeur d Médecine à Montpellier, pere de Monfieur *Magnol*, actuellement Profeffeur da la même Univerfité.

& Protecteur des gens de mérite, entr'autres de M. le Capitaine *Dampier* ; qu'il y avoit dans la famille de ce dernier à *Exmouth* en *Devonshire*, un *secret* infaillible contre la *Morsure* des *Chiens* & autres animaux *enragés*; je priai le Chevalier de se servir de son crédit auprès du Capitaine, pour en obtenir un mémoire des plus amples. Le Chevalier me mit entre les mains celui qu'on lui envoya, & ne consultant que le bien public, je le fis imprimer tout entier dans les *Transactions Philosophiques* n°. 237. (*h*) avec la façon de pré-

(*h*) Le Mémoire de Monsieur Dampier peut se réduire à ce qui suit :

La Plante dont il s'agit est une espece d'*Oreille de Judas* ; elle vient dans les terres séches, stériles & sabloneuses. Il en vient aussi dans les bonnes terres, & celle-ci est préferable à toute autre. Elle ne s'éleve guére de la terre, au contraire elle paroît s'y attacher ou remper dessus. Elle se confond avec la mousse & l'herbe.

On la fait sécher au four, au feu, ou au soleil. On la met en poudre fine, on la tamise, & on la mêle avec pareille quantité de poivre pulverisé. L'animal à qui on veut administrer ce remede, doit être saigné & lavé avant de le prendre, pour emporter tout ce qui pourroit rester attaché à son corps, à la playe ou à ses habits, de la *Salive* ou de la *Bave* de celui dont il a été mordu. La dose doit être proportionnée à la grandeur de l'animal, & on peut le donner dans du lait, du bouillon, de la bierre, ou dans une autre

parer & d'adminiftrer le remede. Ceux qui ont abregé ce mémoire dans la fuite, ont omis nombre de circonftances qui y font marquées.

Dans le mémoire (*i*) original qu'on envoya au Chevalier Southwel, on fit mention de l'*Oreille de Judas*, comme de l'ingrédient

vehicule convenable tiede, le matin à jeun, pendant deux ou trois jours.

Lorfque dans un troupeau il fe trouve plufieurs animaux attaqués de ce mal, il faut faire paffer tout le troupeau deux ou trois fois par une riviere, lui faire changer de paturage, & ne le plus laiffer retourner dans les mêmes lieux où il avoit accoûtumé de paître, jufques à ce que toute l'herbe ait été parfaitement bien lavée par deux ou trois groffes pluyes, & qu'on ait lieu de croire qu'il n'y refte plus de la *Bave* des animaux mordus. Dans cet intervalle il faut donner le remede aux malades.

Un animal mordu d'un chien enragé, n'enrage lui-même qu'après une *Pleine Lune* & une *Nouvelle Lune*, ou après une *Nouvelle Lune* & une *Pleine Lune*. C'eft avant ce terme-là qu'il faut adminiftrer le remede, qui prévient efficacement toute efpece de mauvaife fuite. Un animal enragé eft très-difficile à guérir.

(*i*) Il s'eft gliffé une erreur dans ce Mémoire de Monfieur *Dampier*. Le Chevalier *Sloane* l'a rectifié. C'eft lui qui a fait marquer dans les *Tranfactions Philofophiques*, que Monfieur *Dampier* s'étoit trompé ; que c'étoit l'*Hepatique cendrée terreftre* de *Ray*, &

principal du remede. Je n'ignorois pas que ce fimple pris intérieurement étoit nuifible, c'eft pourquoi je priai le Chevalier de nous faire envoyer en nature le fimple qui entroit dans la compofition du remede, & une prife du remede préparé, pour nous mettre mieux au fait, & de fa qualité & de fa dofe. Par ce moyen j'appris que la plante défignée étoit l'*Hépatique terreftre cendrée* de *Ray*, qui eft le premier qui en ait fait mention dans fon catalogue des *Plantes d'Angleterre* imprimé en 1670 où il paroît fort furpris qu'elle ait échappé à la recherche des Bottanniftes, qui l'ont précedé (*k*).

non l'*Oreille de Judas*, qui faifoit la bafe du remede; qu'on la trouvoit par tout dans les endroits ftériles, & que la doze en étoit de quatre fcrupules; fçavoir, deux de la plante, & deux de poivre noir pulverifé.

(*k*) En 1721. Monfieur *Mead*, Médecin du Roy d'*Angleterre*, fit inferer ce remede dans la *Pharmacopée* de *Londres*, fous le titre de *pulvis antilyffus.*

℞ *Lichen. ciner. terreftr. & piper. nigr. pulverator. ana port. æquales. m. f. pulvis.*

Depuis ce temps-là il y a fait quelques changemens, & l'a donné au Public fous le titre de, *Remede certain contre la Morfure du Chien enragé.*

Faites tirer, dit-il, neuf ou dix onces de fang, d'un des bras de la perfonne morduë, donnez-lui enfuite pendant quatre matins à jeun, un demifeptier de lait de vache tiéde, dans lequel on aura mêlé

Cet exemple fait voir le grand avantage qu'on pourra tirer de l'obſervation des ſim-

un gros de l'*Hepatique terreſtre cendrée*, bien éplu-chée, ſechée & pulveriſée, & demi gros de *Poivre noir* en poudre. Le cinquiéme matin on fera baigner le malade à jeun dans l'eau froide, ſoit de fontaine, ſoit de riviere, & on continuera de même pendant l'eſpace d'un mois, puis trois fois la ſemaine pendant quinze jours. Il faut qu'il s'y plonge entierement, & qu'il n'y reſte (la tête hors de l'eau) au-delà de demi minute, ſi l'eau eſt fort froide.

Monſieur *Mead* aſſure qu'il y a trente ans qu'il employe ce remede, qu'il ne l'a jamais vû manquer, ni appris qu'il eût moins de ſuccès entre les mains des autres Médecins de *Londres*, ou des Provinces, qu'entre les ſiennes; qu'il en a déja éprouvé mille fois l'efficacité, & qu'il ſouhaiteroit avoir un remede auſſi ſûr contre quelque autre maladie, que celui-ci l'eſt contre les ſuites de la morſure du chien enragé, quand on l'employe à temps, & avant que l'*Hydro-phobie*, ſymptome indomtable, paroiſſe.

Le témoignage d'un homme comme Monſieur *Mead*, ſi verſé dans la pratique de la Médecine, ſi connu dans la République des Lettres, ſi remarqua-ble pour ſon déſintereſſement, ſa ſincerité, ſa probité & ſa candeur, reſpecté des Grands, aimé de ſes Con-freres, adoré du Peuple, cheri de tout le Monde, indépendant de la Fortune, & néceſſaire à ſa Patrie, doit être un garant ſuffiſant de ce qu'il avance, & une preuve inconteſtable de l'efficacité du remede qu'il annonce.

Tous les remedes qu'on a juſques à préſent preſ-

ples dont on ne connoît pas encore les vertus, puisque rien n'empêche qu'on n'y décrits avec quelque succès contre cette maladie, sont des diuretics chauds, dit Monsieur *Mead dans sa dissertation sur la Rage.* Tels sont la *Cendre d'Ecrevisses de riviere,* l'*Éponge du Rozier sauvage,* les *Cantharides,* les *Escarbots,* & les *Hirondelles* du régne animal.

La cendre d'Ecrevisses est le fameux remede d'*Æschrion,* rapporté par Galien. Cet empirique faisoit brûler les écrivisses toutes vives dans une poesle d'airain, jusques à ce qu'elles se pussent aisément mettre en poudre. Il ne faisoit jamais cette préparation, qu'après que le Soleil étoit entré dans le signe du Lion, & le dix-huitiéme jour de la Lune. Il donnoit pendant quarante jours une cuillerée de cette cendre délayée dans de l'eau, lorsqu'il commençoit la cure, incontinent après la morsure ; mais lorsqu'on l'appelloit plus tard, il doubloit la doze. Il ajoûtoit quelques-fois sur dix parties de cette cendre, une partie d'encens, & cinq parties de la racine de Gentiane en poudre. *Galien* faisoit une estime particuliere de ce remede, qu'il appelle *cerò sanans remedium,* de *composit. medicamentor per gener. lib. 2. cap. 16. Nimirum cum nullus eorum qui illo fuerint. usi mortuus sit. lib. undecim. de medicament. simpl. facultat. Dioscoride* n'en faisoit pas moins de cas.

L'*Eponge du Rosier sauvage* est ce célébre contrepoison de *Boccone* (voyez son *Museo di piante rare*) que les *Siciliens* appellent *Sanatodos.* C'est une excroissance qui vient sur l'*Eglantier,* comme la Noix de Galle vient sur le chêne. Elle est le nid de cer-

couvre, comme dans celui-ci, des propriétés admirables.

tains infectes, & renferme beaucoup de petits vers blancs, qui au printems se changent en mouches ou en papillons.

Or, tous les Insectes contiennent un sel diuretic. Celui des Cantharides est très-actif. *Baccius* dans son Traité *de Poisons* les conseille en substance pendant plusieurs jours contre la morsure du chien enragé. Il suit en cela l'autorité de *Rhazes* & de *S. Jean Damascéne*. On les fait infuser vingt-quatre heures dans du lait aigri, qui reste après en avoir retiré le beurre. On les seche ensuite, & avec la fleur de lentilles & du vin on en forme des trochisques d'un scrupule chacun. Le malade doit en avaler un tous les jours. Les *Hongrois*, dit *Boccone* dans son *Museo di fisica*, en donnent cinq à la fois aux hommes, & un plus grand nombre aux bêtes. Pour parer aux inconvéniens de ce reméde, *Baccius* fait boire copieusement de lait, qu'il dit guérir la *Strangurie* & le *Pissement de sang* aussi efficacement que l'usage du remede prévient l'*Hydrophobie*.

Arnoldus Weikardus loüé beaucoup les *Escarbots*. Il les fait étouffer dans du miel écumé, & les y laisse en infusion quelques semaines. Alors il en prend quatre qu'il fait broyer dans un mortier, y mêlant de l'eau distillée de *Mouron* & de celle de *Vervene*, qu'il fait passer ensuite par un linge pour en donner chaudement à la personne morduë pendant plusieurs jours. *Vid. Thesaur. Pharmac.*

Franciscus Oswaldus Grembs regarde le boüillon d'Hirondelles comme un bon remede contre la morsure du chien enragé.

Après m'être affuré de la nature de la Plante, j'ajoutai au mémoire original une remar-

Le regne Végétal en fournit beaucoup. L'*Alyffon*,
ou le *Marrube* de *Galien*, l'*Ail*, l'*Aigremoine*, le
Mourron, l'*Oignon*, reméde favori de *Paracelfe*, &
l'*Ofeille*; cette derniere plante & l'*Efprit de Vitriol*
que *Jean Agricola* dit être admirable dans cette maladie font des diuretics froids.

Ætius dit qu'un vieillard de fa connoiffance employoit l'ofeille avec beaucoup de fuccès. Il lavoit
la playe avec la décoction de cette plante, & la faifoit
boire au malade en guife de ptyfanne, ce qui lui faifoit rendre beaucoup d'urine trouble. Le marc lui
fervoit pour faire des cataplafmes qu'il appliquoit à
la playe, après l'avoir lavée. *Vid lib. 5. cap. 24.*

L'*Hepatique*, dit Monfieur *Mead*, eft un diuretic
chaud, & il y a apparence que l'on n'y ajoute du
poivre que pour le rendre moins dégoutant. Monfieur *Ray* eft le premier qui l'ait bien décrit. Il l'appelle *Lichen cinereus terreftris*. Elle n'apporte, dit-
il, ni fleurs ni chapiteaux. Ses feuilles font blanchâ-
tres du côté qu'elles regardent la terre. Elles font
découpées en maniere de franges, qui, comme autant de petites racines s'attachent à la terre & aux
plantes voifines. On en trouve beaucoup dans les
lieux fecs & ftériles. *Catalog. Plantar. Angl. 166-.*

Monfieur *Dillenius* Médecin & célébre Botan-
nifte l'a depuis peu décrit avec plus d'exactitude. Il
l'appelle *Lichnoides digitatum cinereum lactuca foliis
finuofis*. Sa fubftance eft molle, fpongieufe & lana-
gineufe, tenant le milieu entre le champignon & la
mouffe. Elle croît dans les plaines, dans les bois, &

que, fans laquelle il auroit été dangereux, ou du moins infruĉtueux. Je donnai en mê-

dans les lieux couverts, auprès des racines & des troncs d'arbres, parmi les plantes rampantes & mouf-feufes qui les environnent.

On la trouve dans tous les pays, & on en apporte de l'*Amérique* attachée à l'écorce du *Pérou*.

Ses feuilles font petites lorfqu'elles font tendres, & ne furpaffent jamais deux ou trois pouces en lon-gueur, & un ou deux pouces en largeur. Elles font divifées en plufieurs fegments. On les trouve quel-quefois fimples, quelquefois couchées l'une fur l'autre, fe terminant dans de petits corps durs & oblongs, que les Botannifles appellent en Latin *Pel-te*, & qui renferment fans doute la femence de la plante. Ces feuilles féches font cendrées, d'une cou-leur plus foncée du côté qu'elles regardent la terre, que de celui qui regarde le ciel. On y remarque beau-coup de veines, d'où naiffent ci & là des fibres blan-ches, qui s'enfoncent dans la terre, & forment des racines. On trouve cette plante dans toutes les fai-fons, mais fur-tout après les pluies depuis le com-mencement de l'automne jufqu'à l'hyver. C'eft là le tems qu'elle eft dans toute fa force, & la faifon la plus convenable pour la cueillir. *Vid. Hiftor. Mufcor.*

Quatre onces de cette plante ont fourni par diftil-lation une once, cinq gros, un fcrupule & deux grains d'une eau acide ; deux gros, un fcrupule & feize grains d'huile qui eft fpécifiquement plus pefante que l'eau ; & une once, deux gros, un fcrupule & onze grains de charbon, contenant un fel fixe. *Mead. Differt. fur la rage.*

me tems avis de cette découverte à Meffieurs *Petiver* , *Doody* , *Rand* & autres Bot-

L'*Hépatique* n'eft pas le feul remede qu'on a dé-
couvert de nos jours contre cette maladie formidable.
Les expériences de Meffieurs *Default* Médecin Fran-
çois, & *James* Médecin Anglois, font voir que le
Mercure n'eft pas moins efficace contre la morfure du
chien enragé que contre les Maladies fecrettes.

Monfieur *Default* a fait imprimer fes expériences
parmi fes ouvrages, Monfieur *James* a prefenté les
fiennes au célébre *Boerhave* , au *Chevalier Hans
Sloane* , &c à la *Societé Royale de Londres*. Le premier
a employé les *frictions mercurieles* , l'autre le *Turbit
minéral* avec tout le fuccès qu'ils pouvoient fouhaiter.
Il y avoit déja plufieurs années que M. *Aftruc* avoit
donné la même idée dans fa thefe fur l'*Hydrophobie* ,
& le fpécifique des *Chinois* contre cette maladie, n'eft
autre chofe que du *Cinabre natif & factice* mêlés avec
un peu de *Mufc*.

Monfieur *Boerhave* n'a nulle confiance dans l'*Hépatique* ; Meffieurs *Sloane* & *Mead* la difent infaillible ; Monfieur *Default* regardent l'*onguent mercuriel*
& la poudre de *Palmarius* comme les meilleurs remédes qu'on a encore trouvés ; Monfieur *James* confeille l'ufage de l'*Hépatique* , des *frictions mercurieles*
& du *Turbit minéral* enfemble.

Pour s'affurer de la cure ne feroit-il pas prudent
de fuivre d'abord la méthode de Monfieur *Mead* , &
quelque tems après de paffer par les remédes, felon
la méthode établie par Monfieur *Chicoynneau*, c'eft-
à-dire, par *extinction* ? le *Turbit minéral* ne feroit-il
pas inutile après ce traitement ? c'eft un reméde vio-

tanniftes, leur recommandant de faire une fuffifante provifion de cette plante, pour en pouvoir fournir à tous ceux qui en auroient befoin. On en fit alors nombre d'épreuves, qui ont toujours réuffi.

lent, & feu Monfieur *Hollins* Médecin extraordinaire du Roi d'*Angleterre*, qui avoit reçu ce reméde de Monfieur fon pere comme un fecret contre la *Maladie Vénérienne*, m'a avoué qu'il lui avoit fouvent manqué.

F I N.

PRIVILEGE DU ROI.

LOUIS, par la grace de Dieu, Roi de France & de Navarre : A nos amés & féaux Confeillers, les gens tenans nos Cours de Parlement, Maîtres des Requêtes de notre Hôtel, Grand Confeil, Prevôt de Paris, Baillifs, Sénéchaux, leurs Lieutenans Civils, & autres nos Jufticiers qu'il appartiendra, SALUT. Notre bien amé le Sieur CANTWEL Nous a fait expofer qu'il defireroit faire imprimer & donner au Public un Ouvrage de fa compofition, qui a pour titre : *Remede très-efficace pour la foibleffe & la rougeur des yeux, & pour plufieurs autres maladies du même organe*, s'il nous plaifoit lui accorder nos Lettres de Permiffion pour ce néceffaires. A CES CAUSES, voulant favorablement traiter le Sieur Expofant, Nous lui avons permis & permettons par ces Prefentes, de faire imprimer fondit Ouvrage en un ou plufieurs volumes, & autant de fois que bon lui femblera, & de les faire vendre & débiter par tout notre Royaume pendant le tems de neuf années confécutives, à compter du jour de la datte des Prefentes : Faifons défenfes à tous Libraires, Imprimeurs & autres perfonnes, de quelque état & condition qu'elles foient. d'en introduire d'impreffion étrangere dans aucun lieu de notre obéiffance ; à la charge que ces Prefentes feront enregiftrées tout au long fur le Regiftre de la Communauté des Libraires & Imprimeurs de Paris, dans trois mois de la datte d'icelles ; que l'impreffion dudit Ouvrage fera faite dans notre Royaume & non ailleurs, en bon papier & beaux caracteres, conformément à la feuille imprimée & attachée pour modele fous le contre-fcel des Prefentes ; que l'Impetrant fe conformera en tout aux Reglemens de la Librairie, & notamment à celui du 10 Avril 1725 ; qu'avant de les expofer en vente, le manufcrit qui aura fervi de copie à l'impreffion dudit Ouvrage fera remis dans le même état où l'Approbation y aura été donnée, ès mains de notre très-cher & féal Chevalier le Sieur Dagueffeau, Chancelier de France, Commandeur de nos Ordres, & qu'il en fera enfuite remis deux Exemplaires dans notre Bibliotheque publique, un dans celle de notre Château du Louvre, & un dans celle de notredit très-cher & féal Chevalier le Sieur Dagueffeau, Chancelier de France ; le tout à peine de nullité des Prefentes : Du contenu defquelles vous mandons & enjoignons de faire jouir ledit Sieur Expofant & fes ayant caufes pleinement & paifiblement, fans fouffrir qu'il leur foit fait aucun trouble ou empêchement. Voulons qu'à la copie des Prefentes, qui fera imprimée tout au long au commencement ou à la fin dudit Ouvrage, foi foit ajoûtée comme à l'original. Commandons au premier notre Huiffier ou Sergent fur ce requis, de faire pour l'execution d'icelles tous Actes requis & néceffaires, fans demander autre permiffion, & nonobftant clameur de Haro, Charte Normande, & Lettres à ce contraires : CAR tel eft notre plaifir. DONNE' à Paris le vingt-uniéme jour du mois de Janvier l'an de grace mil fept cent quarante-fix, & de notre Regne le trente-uniéme. Par le Roi en fon Confeil. SAINSON.

Regiftré fur le Regiftre XI. de la Chambre Royale & Syndicale des Libraires & Imprimeurs de Paris, Nº. 538. Fº. 470. conformément au Reglement de 1723. qui fait défenfes, Article IV. à toutes perfonnes, de quelque qualité qu'elles foient, autres que les Libraires & Imprimeurs, de vendre, debiter & faire afficher aucuns Livres pour les vendre en leurs noms, foit qu'ils s'en difent les Auteurs ou autrement, & à la charge de fournir à ladite Chambre Roïale & Syndicale des Libraires & Imprimeurs de Paris, huit Exemplaires prefcrits par l'Article 108. du même Reglement. A Paris le 8 Fevrier 1746. VINCENT, Syndic.